சரிவிகித உணவு

வி.எஸ்.ரோமா

ISBN 978-1-63886-437-0

பொருளடக்கம்

1

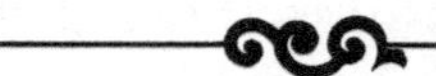

சரிவிகித அல்லது சீரான உணவு என்பது ஒரு நாளில் நமக்குத் தேவையானஊட்டச்சத்துக்களின் போதுமான அளவைக் கொண்ட ஒரு உணவாகும்.

டிவி பார்த்துக்கொண்டு உணவு சாப்பிடக் கூடாது. சின்ன தட்டில் உணவு சாப்பிடுவது நல்லது. பசிக்கிறது என்பதற்காக அதிகமாக உணவு உண்ணக்கூடாது.

சரிவிகித உணவு (Balanced diet) ஆரோக்கியமான, நோயில்லா வாழ்க்கைக்கு மிக முக்கியமாகும். நாம் ஆரோக்கியமாக இருக்க, முத-லில் நாம் உண்ணும் உணவு ஊட்டச்சத்து மிக்கதாக இருக்க வேண்-டும். அதாவது, நம் உடல் உறுப்புகள் மற்றும் ஒவ்வொரு செல்க-ளும் ஆரோக்கியமாகவும் திறம்படவும் செயல்பட சரிவிகித ஊட்டச்சத்து அவசியம். இப்படி ஊட்டச்சத்து மிக்க உணவுகளை நாம் உண்ண-வில்லை என்றால் நம் உடல் சோர்வடைந்து, நாம் செய்யும் வேலையில் ஈடுபாடு குறைந்து, நோய்கள் ஏற்படும். இந்த பிரச்சனை ஏற்படாமல் இருக்க வேண்டுமென்றால் நாம் சாப்பிடும் உணவு சரிவிகித உணவாக இருக்க வேண்டும்.

சரிவிகித உணவு (Balanced diet) என்றால் என்ன.?

ஒரு சரிவிகித அல்லது சீரான உணவு என்பது ஒரு நாளில் நமக்குத் தேவையான ஊட்டச்சத்துக்களின் போதுமான அளவைக் கொண்ட ஒரு உணவாகும். நாம் பெரும்பாலும் உடல் ஆரோக்கியத்திற்கு முக்கி-யத்துவம் தரும் உணவுகளை உண்ணாமல், நாக்கு சுவைக்கு ஏற்ற (Junk foods) நொறுக்குத்தீனிகளை சாப்பிடுகிறோம். இதனால் சர்க்-கரை நோய், இருதய நோய், உடல் பருமன் அதிகரிப்பு போன்ற பல்-வேறு நோய்களால் தாக்கப்படுகிறோம். நிறைய பேர் உடல் எடையை

இழப்பதற்கு மாவுச்சத்து மற்றும் கொழுப்பு சத்து உணவை தவிர்த்து விடுவார்கள், அது தவறு. ஒவ்வொரு ஊட்டச்சத்தும் நம் உடலின் செயல்பாட்டிற்கு அவசியம். புரதச்சத்து உணவு உண்டால் நோய்கள் வராதபடி தடுத்து உடலுக்கு சக்தி தருகிறது மற்றும் உடல் வலிமைக்கு ஏற்றது. நார்ச்சத்து உணவு உண்டால் செரிமானத்திற்கு நல்லது. அதா- வது மாவுச்சத்து, புரதச்சத்து, கொழுப்புச்சத்து நார்ச்சத்து, வைட்டமின்- கள் மற்றும் கனிமங்கள் ஆகியவற்றின் கலவையே சமச்சீரான உணவா- கும். எல்லா வகையான உணவு பொருட்களையும் சரியான அளவு உட்கொள்வதே ஊட்டச்சத்துக்கு அடித்தளமாகும்.

இந்திய உணவு வகைகளை 6 பிரிவுகளாக பிரிக்கலாம்

1. தானிய வகைகள்:

நாம் அன்றாடம் உட்கொள்ளும் சோறு, சப்பாத்தி, ரொட்டி, இட்லி, தோசை, இடியாப்பம், ஓட்ஸ், ராகி போன்றவை இதில் அடங்கும். இவை உடலுக்கு தேவையான சக்தியை அளிக்கிறது மற்றும் நார்ச்சத்தையும் அளிக்கிறது.

5 முதல் 12 பங்கு தானிய வகைகளை ஒருவர் ஒரு நாளில் உண்- ணலாம். ஒரு பங்கு என்பது அரை கப் சாதம் / ஒரு சிறிய சப்பாத்தி / ஒரு இட்லி / ஒரு சிறிய தோசை / அரை கப் பொங்கல், உப்புமா போன்றவையாகும்.

2. காய் மற்றும் பழ வகைகள்

காய்கறிகளள் மற்றும் பழங்களில் எல்லாவகையான வைட்டமின் மற்றும் தாது உப்புக்கள் அடங்கியுள்ளன. வைட்டமின் ஏ, பி, சி, இரும்- புச்சத்து, பொட்டாசியம், நார்ச்சத்து ஆகியவை அதிகம் நிறைந்தவை. கேன்சர் போன்ற நோய்களையும் வராமல் தடுக்கும்.

ஒரு நாளைக்கு 5 முதல் 10 பங்கு எடுக்கவும். ஒரு பங்கு என்பது ஒரு ஆப்பிள் / ஒரு கொய்யா / ஒரு வாழை / ஒரு ஆரஞ்சு / ஒரு கப் காய்கறிகள் சாலட் / ஒரு கப் சமைத்த காய்கறிகள்.

3. பால் மற்றும் பால் சார்ந்த பொருட்கள் :

பால், பன்னீர், சீஸ், தயிர், ஐஸ்கிரீம், மோர் ஆகியவை புரதம், கால்சியம், பாஸ்பரஸ் போன்ற அத்தியாவசியமான சத்துக்கள் நிறைந்- தவை.

ஒரு நாளைக்கு 2 முதல் 4 பங்குகள் உண்ண வேண்டும். ஒரு பங்கு என்பது அரை கப் பால் / தயிர் (100 மில்லி).

4. பருப்பு மற்றும் நட்ஸ்

அனைத்து வகை பருப்பு, சுண்டல் வகைகள், பாதாம், வேர்க்கடலை போன்றவை உடலுக்கு தேவையான புரதச்சத்து மற்றும் நார்ச்சத்து அளிக்கிறது.

ஒரு நாளைக்கு 2 முதல் 3 பங்கு உண்ணவும். ஒரு பங்கு என்பது அரை கப் பருப்பு /ஒரு கப் சாம்பார் / கால் கப் நட்ஸ்.

5. இறைச்சி வகைகள்

முட்டை, கோழி, ஆடு, மீன், இறால், நண்டு போன்றவை சிறந்தவை புரதம் மற்றும் இரும்புச் சத்து நிறைந்தவையாகும்.

ஒரு நாளைக்கு 2 முதல் 3 பங்கு எடுத்துக்கொள்ளலாம். ஒரு பங்கு என்பது ஒரு முட்டை / 50 முதல் 100 கிராம் சமைத்த மீன் அல்லது இறைச்சி.

6. எண்ணெய் மற்றும் சர்க்கரை

அனைத்து சமையல் எண்ணெய்கள், நெய், வெண்ணை, சர்க்கரை, வெல்லம், தேன், சாக்லேட், ஸ்வீட், ஜாம் போன்றவற்றை நாம் தினசரி சப்பிடுகிறோம். எண்ணெய் மற்றும் சர்க்கரையை மிகக் குறைந்த அளவு உட்கொள்வது உடல் ஆரோக்கியத்திற்கு அவசியமாகும்.

சில முக்கிய உணவுக் குறிப்புகள் :

அனைத்து உணவு வகைகளையும் உட்கொள்ளுங்கள்.

மைதா, ரவை போன்றவைகளை குறைத்துக்கொண்டு முழு தானி- யங்கள் உட்கொள்ளுங்கள்.

கொழுப்பு நீக்கப்பட்ட பால் அல்லது தயிர் சேர்த்துக் கொள்ளவும்.

மஞ்சள், ஆரஞ்சு மற்றும் சிகப்பு நிறக் காய் மற்றும் பழவகைகளை அதிகமாக எடுத்துக் கொள்ளவும்.

உப்பு, எண்ணெய், சர்க்கரை, அளவை குறைக்கவும்.

கூல்ட்ரிங்க்ஸ் மற்றும் மதுபானங்களைத் தவிர்க்கவும்.

எண்ணெயில் பொரித்த அல்லது வறுத்த உணவுகளை மிகக்குறை- வாக எடுத்துக் கொள்ளவும்.

நார்ச்சத்து அதிகம் உள்ள பருப்பு, காய், பழங்களை அதிகமாக உண்ணவும்.

<u>சரி விகித அல்லது சீரான உணவு என்றால் என்ன?</u>

மாவுச் சத்திற்கும், கொழுப்பிற்கும் தேவையான உடலுழைப்பும் வேண்டும்.

A,B,C,D,E,K முதலிய விட்டமின்கள்,

சோடியம்,அயோடின்,மக்னீசியம்,ஸல்ஃபர், இரும்புச் சத்து,கால்சி-யம்,பொட்டாசியம்,துத்தநாகம் முதலிய தாது பொருட்கள்(Minerals),

சில அமினோ அமிலங்கள்,

கொழுப்பு அமிலங்கள்,

ஆக்சிஜனேற்றக் குறைப்பான்கள்(Anti-Oxidents)

நரம்பியல் வேதிப்பொருட்கள்(Neuro Chemicals)

நார்ச் சத்து.

ஆகியவை நம் உடலுக்கு மில்லிகிராம் அளவில் தேவைப் படுகிறது. எனவே இவையெல்லாவற்றையும் தேவையான அளவு உடலுக்குத் தரக் கூடிய அளவு சாப்பிடவேண்டியது நம் கடமை.

நாம் சாப்பிடும் சாப்பாட்டில்

தினமும் ஒன்றோ, இரண்டோ ஆனால் நிறைய காய்கறிகள். தின-மும் வேறுவேறான காய்கறிகள்.

தினமும் ஒரே ஒரு பழம்- ஆனால் ஒவ்வொரு நாளும் ஒவ்வொன்று. வாரத்தில் இரண்டு அல்லது மூன்று நாள் வேறு வேறு கீரை.

நம் உழைப்புக்கு ஏற்ற அளவு சாப்பாடு- மாவுச்சத்து, புரதம், கொழுப்பிற்காக. (இங்கே சாப்பாடு என்று குறிப்பிட்டது மாவுச்சத்து, புர-தம் கொழுப்பு உள்ள பொருட்கள்)

2 முதல் இரண்டரை லிட்டர் தண்ணீர்.

இவற்றை உட்கொண்டால் எல்லாவிதமான சத்துக்களும் நம் உடலுக்கு கிடைக்கும்.

நம்முடையஉடல் உறுப்புக்கள் மற்றும் ஒவ்வொரு செல்லும் ஆரோக்கியமாகவும் திறம்படவும்செயல்பட, சரிவிகித ஊட்டச்சத்து அவசியம். இந்தச் சமநிலை பாதிக்கும்போது, நோய்கள், தொற்றுகள், சோர்வு, செயல்திறன் குறைவு போன்றவை...ஏற்படுகின்றன.

இந்தியாவில் சர்க்கரை நோய், இதய நோய்கள், உடல் பருமன் அதி-கரித்திருப்பதற்கு, சரிவிகித ஊட்டச்சத்து உணவை எடுத்துக்கொள்ளாத-துதான் முக்கியக் காரணம். மாவுச்சத்து, புரதம், நார்ச்சத்து, கொழுப்பு என நான்கு கூட்டணிகளின் கலவையே சமச்சீரான உணவு. கொழுப்பு, புரதம், கார்போஹைட்ரேட் ஆகியவை உடலுக்கு........ ஆற்றலைத் தருகின்றன.

ஆனால், நார்ச்சத்தானது செரிமான மண்டலம் சிறப்பாகச் செயல்பட உதவுகிறது. இந்த நான்கிலும் வைட்டமின், மினரல்கள் உள்ளன. இந்தச் சமச்சீரான உணவுக்கு மாறுவதன் மூலம், தேவையான ஊட்டச்சத்துக்களை முழுமையாகப் பெறலாம்.

காலை 6 மணி : டி ,காஃபி அல்லது ஏடு நீக்கப்பட்ட பால் அரை கப் (100 மி.லி.) அதில் ஒரு டீஸ்பூன் சர்க்கரை மட்டுமே சேர்க்க வேண்-டும்.

9 மணி: 2 இட்லி அல்லது இரண்டு தோசை, ஒரு கப் உப்புமா அல்லது ஒரு கப் பொங்கல். இதோடு தேங்காய் சேர்க்காத சட்னி வகைகளை சேர்த்துக் கொள்ளலாம்.

11 மணி மோர் ஒரு கப், எலுமிச்சை ஜூஸ் ஒரு கப், தக்காளி ஜூஸ் ஒரு கப் இவற்றில் ஏதாவது ஒன்றை இரண்டு டீஸ்பூன் சர்க்கரை அல்-லது சிறிது உப்பு கலந்துபருகலாம்.

மதியம் 1 மணி : எண்ணெய் இல்லாத சப்பாத்தி 2 அல்லது ஒரு கப் சாதத்தை கீரை, காய்களிகள், ரசம் ஆகியவற்றோடு கலந்து சாப்பிடலாம். சாப்பிட்டு ஒருமணி நேரம்..........கழித்து இளநீர் சாப்பிடலாம்.

மாலை 4 மணி : காபி, டி குறைந்த அளவு சர்க்கரையுடன் சாப்பிடலாம்.

மாலை 5.30 மணி : ஆப்பிள், கொய்யா, மாதுளை இவற்றில் ஏதாவது ஒன்றுடன் வேகவைத்த சுண்டல் ஒருகப்.... சாப்பிடலாம்.

இரவு 8 மணி : காய்கறி சூப், எண்ணெய் இல்லாத சப்பாத்தி அல்லது பருப்பு, கோஸ் பொரியலுடம் ஒரு கப் சாதம் சாப்பிடலாம். படுப்பதற்கு முன் ஏதாவது பழம் சாப்பிடலாம். வாழைப்பழம் உடல்பருமனுக்கு நண்-பன் என்பதால் அதை தவிர்த்து விடலாம்.

காய்கள் மற்றும் கனிகள்: காய்கறி, பழங்களில் புரதம் குறைவாக இருக்-கும். வெங்காயம், கேரட், முள்ளங்கி, அவரை, தக்காளி. கீரைகளில் சிறுகீரை, அரைக்கீரை, பழங்களில் கொய்யா, திராட்சை, மாதுளை, வாழை. இதில், அனைத்து விதமான வைட்டமின்களும், தாதுக்களும் நிறைந்துள்ளன.

தானியங்கள்: கேழ்வரகு, கோதுமை, தினை, கம்பு, வரகு, குதிரைவாலி, சோளம்.

பால் பொருட்கள் மற்றும் அசைவம் : பால், தயிர், மோர், முட்டை, மீன், இறால், நண்டு, சிக்கன்.

பயறு பருப்பு வகைகள்: சோயா, ராஜ்மா, மூக்கடலை, உளுந்து, துவரை, மொச்சை, கொள்ளு.

கொழுப்பும் சர்க்கரையும்: சமையல் எண்ணெய்கள், பாதாம், வால்நட், நெய், தேங்காய், வெல்லம், சர்க்கரை, தேன் இதில் கொழுப்புச்சத்து நிறைந்துள்ளது.

எவ்வளவு சாப்பிட்டால் நல்லது..

சரிவிகித உணவு(Balanced diet) ஆரோக்கியமான, நோயில்லா வாழ்க்கைக்கு மிக அவசியம். நம் ஆரோக்கியத்திற்கு நாம் உண்ணும் உணவு ஊட்டச்சத்து மிக்கதாக இருக்க வேண்டும். அதாவது, நம் உடல் உறுப்புகள் மற்றும் ஒவ்வொரு செல்களும்ஆரோக்கியமாகவும் திறம்பட-வும் செயல்படவும் சரிவிகித ஊட்டச்சத்து மிகஅவசியம். ஊட்டச்சத்து மிக்க உணவுகளை நாம் உண்ணவில்லை என்றால் நம் உடல்சோர்வ-டையும், நாம் செய்யும் வேலையில் ஈடுபாடு குறையவும், நோய்கள் ஏற்-படும்வாய்ப்புகள் அதிகம். இந்த பிரச்சினை ஏற்படாமல் இருக்க நாம் உண்ணும் உணவுசரிவிகித உணவாக இருக்க வேண்டும்.

நாம் பெரும்பாலும் உடல் ஆரோக்கியத்திற்கு முக்கியத்துவம் வாய்ந்த உணவுகளை உண்ணாமல், நாவின் சுவைக்கு ஏற்ப நொறுக்-குத்தீனிகளை அதிகம் சாப்பிடுகிறோம். இதனால் சர்க்கரை நோய்,

இருதய நோய், உடல் பருமன் அதிகரிப்பு போன்ற பல்வேறு நோய்களால் பாதிக்கப்படுகின்றனர். நிறைய பேர் உடல் எடையை இழப்பதற்கு மாவுச்சத்து மற்றும் கொழுப்புச் சத்து கொண்ட உணவை தவிர்த்து விடுவார்கள், அது தவறு. ஒவ்வொரு ஊட்டச்சத்தும் நம் உடலின் செயல்பாட்டிற்கு அவசியம். புரதச்சத்து நிறைந்த உணவுகளை உட்கொண்டால் நோய்கள் வராதபடி தடுத்து உடலுக்கு சக்தி அளிக்கிறது. உடல் வலிமைக்கும் ஏற்றது. நார்ச்சத்து நிறைந்த உணவு உட்கொண்டால் செரிமானத்திற்கு நல்லது. அதாவது மாவுச்சத்து, புரதச்சத்து, கொழுப்புச்சத்து, நார்ச்சத்து, வைட்டமின்கள் மற்றும் கனிமங்கள் ஆகியவற்றின் கலவையே சரிவிகித உணவாகும். அனைத்து வகையான உணவு பொருட்களையும் தேவையான அளவு உட்கொள்வதே ஊட்டச்சத்துக்கு அடித்தளமாகும். சரிவிகித உணவு அல்லது சீரான உணவு என்பது ஒரு நாளில் நமக்குத் தேவையான ஊட்டச்சத்துக்களின் போதுமான அளவைக் கொண்ட ஒரு உணவு.

- அனைத்து உணவு வகைகளையும் சாப்பிட வேண்டும்.
- முழு தானியங்களை உட்கொள்ளுங்கள்.
- பால் அல்லது தயிர் சேர்த்துக் கொள்ளவும்.
- காய்கறிகள் மற்றும் பழவகைகளை அதிகமாக எடுத்துக் கொள்ளவும்.
- உப்பு, எண்ணெய், சர்க்கரை, அளவை குறைக்கவும்.
- மதுபானங்களைத் தவிர்க்கவும்.
- எண்ணெயில் பொரித்த அல்லது வறுத்த உணவுகளை மிகக்குறைவாக எடுத்துக் கொள்ளவும்.
- முளைகட்டிய மற்றும் வேகவைத்த பயறு வகைகளை எடுத்துக் கொள்ளலாம்.
- நார்ச்சத்து அதிகம் உள்ள பருப்பு, காய், பழங்களை அதிகமாக உண்ணவும்.

சாப்பிட்டவுடன் செய்யவேண்டியவை, செய்யக் கூடாதவை!
பசிக்கும்போது மட்டுமே சாப்பிட வேண்டும். சாப்பிடும் நேரம் வந்துவிட்டது என்பதற்காக வலுக்கட்டாயமாக எதையும் சாப்பிடக் கூடாது. உணவை நொறுங்கக் கடித்து, மென்று சாப்பிட வேண்டும். சாப்பிடுவ-

தற்கு அரை மணி நேரத்துக்கு முன்னதாகவும் சாப்பிட்டு முடித்து அரை மணி நேரத்துக்குப் பின்னரும் தண்ணீர் குடிக்கலாம். சாப்பிடும்போது குடிக்கக் கூடாது.

புகைப்பிடிக்கக் கூடாது. இது செரிமானத்தன்மையைக் குறைத்து, மலச்சிக்கலுக்கு வழிவகுக்கும்.

பழச்சாற்றை குடிக்கக் கூடாது. இது செரிமானத்துக்கு உதவும் டைஜெஸ்-டிவ் ஜூஸை உருவாகவிடாமல் தடுக்கும்.

செரிமானக் கோளாறை உண்டாக்கும்.

உணவு சாப்பிட்டவுடன் தூங்கக் கூடாது. செரிமானத்துக்குத் தேவை-யான நேரத்தை தூங்குவது குறைத்துவிடும். இது, உடல் பருமனுக்கு வழிவகுக்கும்.

உடற்பயிற்சி செய்யக் கூடாது. சாப்பிட்டவுடன் உடற்பயிற்சி செய்தால் வயிற்றுப்பிடிப்பு, வயிற்றுவலி ஏற்படும் வாய்ப்பு உண்டு

.

சாப்பிட்டவுடன் குளிக்கக் கூடாது. இது கை கால்களில் சீரற்ற ரத்த ஓட்டத்தை உண்டாக்கும். செரிமான மண்டலத்தின் செயல்பாடுகளில் இடையூறு உண்டாக்கும்.

டீ, காபி குடிக்கக் கூடாது. இவற்றில் உள்ள ஆக்ஸலேட் மற்றும் ஃபை-லேட் உடலில் இரும்புச்சத்தை உறியும் செயலை சரியாக நடக்கவிடாமல் தடுக்கும்

ஊட்டச் சத்து நிறைந்த, திட உணவு உட்கொள்ள பல்வேறு உணவு வகைகளைத் தேர்வு செய்தல்.

கர்ப்பகாலம் மற்றும் தாய்ப்பால் கொடுக்கும் காலங்களில் கூடுதல் நீரும் உணவும், அதிக கவனமும் தேவை.

பிறந்த குழந்தைக்கு 4-6 மாதத்திற்கு தாய்ப்பால் கொடுப்பது மிகவும் அவசியம். இரண்டு ஆண்டுகள் வரை தாய்ப்பால் கொடுக்கலாம்.

குழந்தைக்கு திட உணவுகளை 4-6 மாதத்தில் இருந்து துவங்க வேண்டும்.

குழந்தைகளும், விடலைப் பருவத்தினரும் நல்ல உடல் நலனைப் பெறவும் நோய் எதிர்ப்புசக்திக்கும் , போதுமான அளவு ஊட்ட உணவு

உட்கொள்ள வேண்டும்.

கீரைகள், காய்கறிகள் மற்றும் பழங்களை அதிக அளவில் உணவில் சேர்த்துக் கொள்ளவேண்டும்.

சமையல் எண்ணெய்கள் மற்றும் வனஸ்பதி / நெய் / வெண்ணெய் ஆகியவற்றைக் குறைவாகப் பயன்படுத்தவும்.

உடல் பருமன் மற்றும் அதிக எடையைத் தவிர்க்க அதிகமாக உணவு உட்கொள்ளக் கூடாது. உடல் பயிற்சி செய்து உடல் எடையைப் பராமரிக்கவும்.

மிதமான அளவு உப்பு சேர்த்துக் கொள்ளவும்.

சுத்தமான, பாதுகாப்பான உணவை உட்கொள்ளவும்.

சுகாதாரமான உணவுப் பழக்க வழக்கங்களையும் சமையல் முறைகளையும் பின்பற்ற வேண்டும்.

அதிகமான அளவு தண்ணீர் குடிக்க வேண்டும். மிதமான அளவு பானங்கள் குடிக்கவும்.

பதப்படுத்தப்பட்ட, டின்னில் அடைத்த உணவுபொருட்களை கவனமாக உட்கொள்ளவும். குறைவான அளவு சக்கரையை சேர்க்கவும்.

வயதானவர்கள், தங்களை சுறுசுறுப்பாகவும், ஆரோக்கியமாக வைத்துக் கொள்ள ஊட்டச்சத்து நிறைந்த உணவுகளை உட்கொள்வது அவசியம்.

ஊட்டம் நிறைந்த திட உணவை, பல்வேறு உணவு பொருட்கள் மூலம் தேர்வு செய்ய வேண்டும்

நல்ல முறையில் நிலையான வாழ்வு வாழ ஊட்டச்சத்து அடிப்படைத் தேவை.

பலவகை உணவுமுறை, வாழ்கைக்கு மட்டுமின்றி, ஊட்டச்சத்திற்கும், உடல் நலத்திற்கும் அவசியம்.

அனைத்து உணவு வகைகளில் இருந்து தயார் செய்யப்படும் திட உணவில், தேவையான அளவு ஊட்டச்சத்து கிடைக்கிறது.

அதிக அளவு ஊட்டச்சத்து நிறைந்த தானியங்கள், கீரைகள், கிழங்கு சிறுதானியங்கள் மற்றும் பயறுவகைகளில் அதிகமாக உட்கொள்ளவும் அதிகமான அளவு ஊட்டச்சத்து கிடைக்கிறது.

நல்ல தரமான புரதம் மற்றும் கால்சியம் (சுண்ணாம்புச் சத்து) நிறைந்த பாலை, கைக்குழந்தைகள், குழந்தைகள் மற்றும் பெண்களுக்கான திட்ட உணவில் கண்டிப்பாக சேர்த்துக் கொள்ள வேண்டும்.

எண்ணெய் மற்றும் முந்திரி பருப்புகளில் அதிக அளவு சக்தி உள்-
ளது.

முட்டை, மாமிச மீன், முட்டை, இறைச்சி உணவுகள் மற்றும் மீன்
போன்ற திட உணவின் தரத்தை உயர்த்துகின்றன. எனினும் சைவ
உணவு உண்பவர்கள் தானியங்கள், பயறுகள், கீரைகள், கிழங்கு மற்றும்
பால் பொருட்களில் இருந்து கிடைக்கும் அனைத்து வகை ஊட்டச்சத்-
துகளையும் பெறலாம்.

காய்கறிகள் மற்றும் பழங்களில் வைட்டமின் மற்றும் தாது உப்புசத்-
துளும் உள்ளன.

வயது, உடல்நிலை, வேலை ஆகியவற்றிற்கேற்ப உணவைத் தேர்வு
செய்யவும்.

தானியங்கள், பயறுகள் மற்றும் கீரைகள் ஆகியவற்றைக் கலந்து
உண்ணவும். சக்தி பற்றாக்குறையை ஈடுசெய்ய, வெல்லம் / சக்கரை
அல்லது சமையல் எண்ணெய் சேர்க்கவும்.

அதிக அளவு, பச்சைக் காய்கறிகள் மற்றும் பழங்கள் சேர்க்கவும்.

கர்ப்பிணி பெண்கள், தாய்ப்பால் கொடுக்கும் பெண்கள் குழந்தைக-
ளுக்கான திட்ட உணவில், பால், முட்டை மற்றும் மாமிச உணவுகளை
சேர்க்கவும்.

வயது முதிர்ந்தோர்க்கு குறைந்த அளவு கொழுப்புள்ள புரதம்
நிறைந்த, மீன், பயறுகள் மற்றும் குறைந்த கொழுப்புள்ள பால் ஆகிய-
வற்றைச் சேர்க்கவும்

சரிவிகித அல்லது சீரான உணவு என்பது ஒரு நாளில் நமக்குத்
தேவையானஊட்டச்சத்துக்களின் போதுமான அளவைக் கொண்ட ஒரு
உணவாகும்.

நம் உடல் உறுப்புகள் மற்றும் ஒவ்வொரு செல்களும்ஆரோக்கியமா-
கவும் திறம்படவும் செயல்படவும் சரிவிகித ஊட்டச்சத்து மிகஅவசியம்.
ஊட்டச்சத்து மிக்க உணவுகளை நாம் உண்ணவில்லை என்றால் நம்
உடல்சோர்வடையும், நாம் செய்யும் வேலையில் ஈடுபாடு குறையவும்,
நோய்கள் ஏற்படும்வாய்ப்புகள் அதிகம். இந்த பிரச்சினை ஏற்படாமல்
இருக்க நாம் உண்ணும் உணவுசரிவிகித உணவாக இருக்க வேண்டும்.

நல்ல.........சுகாதார உணவு பழக்க வழக்கங்களையும் முறை-
யான/....... உடற் பயிற்சியையும் பின்பற்றவும்.

நான்

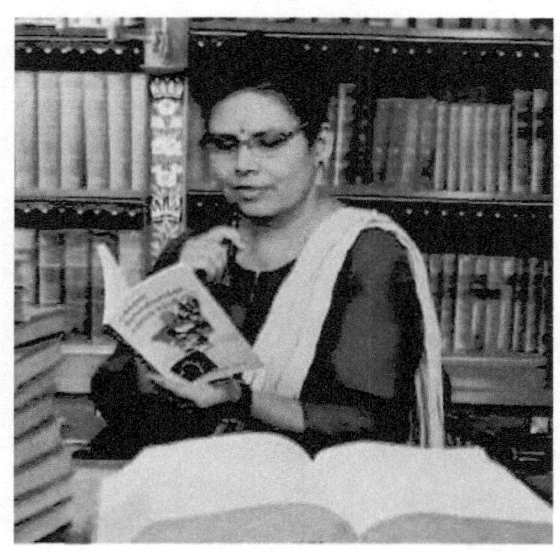

வாசகர்களால் நான்
வாசகர்களுக்காக நான்

முற்போக்கு எழுத்தாளர் வி.எஸ்.ரோமா – கோயம்புத்தூர்
+91 82480 94200
20 புத்தகங்கள் எழுதியுள்ளேன்
விருதுகள் பல பெற்றுள்ளேன்.
கதை , கவிதை, கட்டுரை, நாவல் பொன்மொழி, நாடகம்
எழுதுவேன்.

என்
எழுத்து
என் மூச்சுள்ள வரை
என் வாசிப்பே
என் சுவாசிப்பு
என்றும்

எழுதிக் கொண்டிருக்க வே
என் ஆசை

நான் திருமணமே செய்து கொள்ளாத பெண்மணி என்பதில்
எனக்கு மகிழ்வே.

என் எழுத்துக்கு முழு ஒத்துழைப்பு கொடுப்பவர்கள் என்
பெற்றோர்களே.

தந்தை
கா சுப்ரமணியன் _ தாசில்தார் – ஓய்வு

தாய்.
சு. கிருஷ்ணவேணி

என் பெற்றோர்களே
என்
எழுத்துக்கும்
எனக்கும் முழு ஒத்துழைப்பு தருகின்றவர்கள் என்பதில்
எனக்கு மகிழ்ச்சியே.

நான் ரோமா ரேடியோ
என்ற பெயரில் எஃப் எம் ஆரம்பித்துள்ளேன்.

என்
எழுத்து
என் ரோமா வானொலி மூலம்
எங்கும் ஒலிக்க
எட்டு திக்கும் ஒலிக்க
என் ஆவல்.

பெண்களை
பெரிதாக நினைத்துப்

பெரும் மகிழ்ச்சியடைந்து
பெருமைப் படுத்த வேண்டும்.

முற்போக்கு எழுத்தாளர்
வி.எஸ். ரோமா
Roma Radio
கோயம்புத்தூர்
+91 82480 94200

www.ingramcontent.com/pod-product-compliance
Lightning Source LLC
Chambersburg PA
CBHW021141260726
48656CB00023B/1097